Sirika Bekele Terfassa

Educação e saúde na família

Sirika Bekele Terfassa

Educação e saúde na família

ScienciaScripts

Imprint

Any brand names and product names mentioned in this book are subject to trademark, brand or patent protection and are trademarks or registered trademarks of their respective holders. The use of brand names, product names, common names, trade names, product descriptions etc. even without a particular marking in this work is in no way to be construed to mean that such names may be regarded as unrestricted in respect of trademark and brand protection legislation and could thus be used by anyone.

Cover image: www.ingimage.com

This book is a translation from the original published under ISBN 978-620-2-09606-5.

Publisher:
Sciencia Scripts
is a trademark of
Dodo Books Indian Ocean Ltd. and OmniScriptum S.R.L publishing group

120 High Road, East Finchley, London, N2 9ED, United Kingdom
Str. Armeneasca 28/1, office 1, Chisinau MD-2012, Republic of Moldova, Europe
Printed at: see last page
ISBN: 978-620-7-99389-5

Índice

EDUCAÇÃO FAMILIAR E ESTADO NUTRICIONAL DAS CRIANÇAS COM MENOS DE 5 ANOS2

INTRODUÇÃO 2

REVISÃO DA LITERATURA RELACIONADA 6

METODOLOGIA 10

RESULTADOS E CONCLUSÕES 15

RESUMO, CONCLUSÃO E RECOMENDAÇÃO Resumo do estudo 20

LITERATURA CITADA 22

APÊNDICE I 23

APÊNDICE II 25

O PAPEL DAS MULHERES NA MELHORIA DOS MEIOS DE SUBSISTÊNCIA 26

INTRODUÇÃO 26

REVISÃO DA LITERATURA RELACIONADA 30

METODOLOGIA 36

RESULTADOS E CONCLUSÕES 40

RESUMO, CONCLUSÃO E RECOMENDAÇÃO 44

LITERATURA CITADA 46

APÊNDICE I 47

APÊNDICE II 48

EDUCAÇÃO FAMILIAR E ESTADO NUTRICIONAL DAS CRIANÇAS COM MENOS DE 5 ANOS

Por:Sirika Bekele Terfassa

INTRODUÇÃO

Antecedentes do estudo

A melhoria do acesso das raparigas à escolaridade e a redução das disparidades entre os sexos no domínio da educação têm merecido uma enorme atenção no meio académico. Um nível de escolaridade mais elevado traz uma série de benefícios para as raparigas e as mulheres em termos de autonomia, direitos, resultados no mercado de trabalho e estatuto social. Estas melhorias devem-se à aquisição de um maior capital humano sob a forma de conhecimentos e competências que contribuem para uma maior produtividade do mercado de trabalho e para um maior empoderamento das mulheres. A educação dos pais tem também uma importância funcional em termos de benefícios para a geração seguinte, uma vez que o estatuto socioeconómico, as acções e as escolhas das mães mais instruídas durante a gravidez e a educação dos filhos podem ter um grande impacto no estado nutricional, no bem-estar e na sobrevivência das crianças (Behrman, 1987).

Os benefícios da educação familiar/paternal para os resultados de saúde e o estado nutricional das crianças resultam geralmente de um estatuto socioeconómico mais elevado, que, por sua vez, funciona através de um conjunto de "determinantes próximos" da saúde que influenciam diretamente os resultados de saúde e o estado nutricional das crianças. Os determinantes próximos incluem factores de fertilidade, riscos ambientais, práticas alimentares, lesões e utilização de serviços de saúde. Numerosos estudos empíricos relacionaram a educação da mãe com esses determinantes próximos (Berik, 2008).

Este estudo contribui para a forma como o estado nutricional das crianças varia consoante o nível de escolaridade da família. São utilizadas três medidas de mau estado nutricional em crianças pequenas: tamanho pequeno à nascença, atraso de crescimento (baixa altura para a idade) e emaciação. Cada uma destas medidas capta um aspeto diferente do crescimento e desenvolvimento da criança. O tamanho à nascença é afetado por factores endógenos que operam durante o período de gestação, incluindo influências genéticas, a nutrição pré-natal da mãe e a saúde. O atraso no crescimento e a emaciação são afectados por factores exógenos que actuam após o nascimento da criança, incluindo a exposição ambiental, a ingestão nutricional da criança, as doenças e outros factores externos que são influenciados tanto por factores socioeconómicos como pelo ambiente físico (Bicego, 1993).

Declaração do problema

Ao nível do agregado familiar, a educação está ligada ao bem-estar das crianças através dos efeitos que os bens e serviços adquiridos têm sobre os determinantes próximos da saúde infantil. Maiores rendimentos e bens do agregado familiar aumentam diretamente a capacidade de comprar quantidades suficientes de alimentos nutritivos, água potável, vestuário, habitação com ventilação adequada, armazenamento seguro de alimentos, artigos de higiene pessoal e serviços de saúde. No Camboja, as mães mais instruídas vivem, em média, em agregados familiares mais ricos (Blanc, 2005)

Entre os agregados familiares no quintil de riqueza mais baixo, apenas 5% das mães tinham pelo menos o ensino secundário, em comparação com 52% das mães no quintil mais rico, o que mostra que, no Camboja, o total de anos de escolaridade da mãe prevê mais fortemente as despesas totais do agregado familiar do que o total de anos de escolaridade do chefe de família. Também a nível individual, a educação do pai é um importante fator determinante da riqueza e do rendimento do agregado familiar. Ao contrário dos efeitos da educação da mãe sobre a saúde da criança, que operam através de decisões sobre os determinantes mais próximos, como referido acima, acredita-se que a educação do pai afecta a saúde da criança de forma indireta e mais distal, através do seu efeito sobre o rendimento do agregado familiar (Filmer, 2008).

Também pode haver efeitos indirectos dos níveis de instrução de vários membros do agregado familiar que podem ter benefícios adicionais para o estado nutricional das crianças. No Camboja, os maridos têm normalmente um nível de escolaridade mais elevado do que as mulheres, mas a diferença de anos de escolaridade entre os cônjuges diminui à medida que a escolaridade da mulher aumenta: a diferença de escolaridade entre marido e mulher é, em média, de 3 anos para as mulheres sem escolaridade, em comparação com 0,2 anos para as mulheres com ensino secundário. A melhoria do estatuto socioeconómico também implica mudanças nas normas e atitudes que influenciam as decisões económicas e os comportamentos relacionados com a nutrição das mães e dos pais. Um maior poder de negociação das mulheres no seio do agregado familiar pode facilitar a tomada de decisões que melhoram os resultados da saúde infantil. O poder de negociação é fundamental para o contexto social em que as mães e os pais operam, e uma mudança importante que vem com mais educação para as mulheres nos países em desenvolvimento é o aumento do empoderamento e da autonomia. Por exemplo, no Inquérito Demográfico e de Saúde do Camboja de 2005, as perguntas de investigação serão as seguintes

1. Qual é o nível de educação em termos do número de pessoas com educação na família e do seu

nível de educação?

2.   Qual é o estado nutricional das crianças em termos de conteúdo nutricional e frequência alimentar?

3.   Existe uma relação entre a educação dos membros da família e o estado nutricional das crianças em Afamo kebele?

Objetivo do estudo

O objetivo geral do estudo é analisar a relação entre a educação familiar e o estado nutricional das crianças em Afamo kebele. O objetivo específico do estudo será o seguinte

1.   Identificar o nível de educação em termos do número de pessoas com educação na família e do seu nível de educação.

2.   Avaliar o estado nutricional das crianças em termos de conteúdo nutricional e frequência alimentar.

3.   Existe uma relação entre a educação dos membros da família e o estado nutricional das crianças em Afamo kebele?

Hipótese do estudo

Não existe qualquer relação entre a educação familiar e o estado nutricional das crianças no kebele de Afamo.

Significado do estudo

A comunidade de Afamo kebele beneficiará diretamente do estudo, uma vez que o documento contribuirá para lhes mostrar a pista para enriquecer a sua compreensão sobre os benefícios que a educação familiar tem no equilíbrio da nutrição das crianças. Por outro lado, os administradores do Kofale woreda serão altamente beneficiados com o estudo, uma vez que o documento relatará a situação atual do woreda, a fim de narrar a situação do kebele. Os investigadores também utilizarão o documento como referência se quiserem fazer o seu estudo sobre os tópicos relacionados. Uma vez que o objetivo do estudo era investigar o estado nutricional das crianças, correlacionando-o com o da educação familiar, este promoverá tanto o agregado familiar da comunidade local como as crianças.

Limitações do estudo

Durante o processo deste estudo, o investigador irá deparar-se com diferentes problemas; na verdade, é óbvio que é necessário tentar enfrentar desafios para realizar determinada atividade. No caso do presente estudo, o investigador irá esperar alguns desafios que o irão perturbar seriamente. Entre estas limitações, destacam-se os transportes. Geograficamente, Afamo kebele fica a cerca de 50 km do Colégio Adventista da Etiópia; por conseguinte, viajar para este local a fim de recolher dados não será uma tarefa simples, tanto em termos financeiros como de tempo. Além disso, o investigador não quer deixar de trabalhar na área selecionada por recear os problemas. Por conseguinte, o investigador ultrapassará o problema contratando enumeradores para recolher mais dados de diferentes inquiridos numa ou duas viagens.

Delimitação do estudo

O estudo será delimitado com o objetivo de analisar a relação entre a educação familiar e o estado nutricional das crianças em Afamo kebele. O investigador selecionou este tema para avaliar a contribuição global da educação familiar para a nutrição das crianças. A área é selecionada pelo investigador porque não foi realizada qualquer investigação na área, especialmente sobre este tópico. Por conseguinte, o investigador selecionou a área a fim de investigar a situação real no kebele.

REVISÃO DA LITERATURA RELACIONADA

Educação familiar

Noutros países em desenvolvimento, como a Jamaica, a Indonésia e as Filipinas, o número de crianças num agregado familiar, o número de pais num agregado familiar e a chefia feminina estão associados a resultados de nascimentos, taxas de sobrevivência infantil e estado nutricional. Em particular, um maior número de crianças num agregado familiar está associado a uma maior competição por recursos escassos, o que pode reduzir a ingestão alimentar das crianças, diminuir o acesso a tratamento médico e aumentar a sua exposição a doenças infecciosas. Um maior número de adultos no agregado familiar pode também dar origem a condições de vida mais insalubres e a um maior risco de propagação de doenças. As mulheres chefes de família têm, em média, menos recursos financeiros e exigem mais do seu tempo, tendo sido associadas a piores resultados em termos de estado nutricional das crianças (Desai, 1998).

As medidas de composição do agregado familiar, incluindo o número de crianças num agregado familiar, o facto de o agregado familiar ser ou não chefiado por uma mulher e a idade da mãe no primeiro parto, também estão associadas tanto ao nível de escolaridade da mãe como aos resultados nutricionais das crianças. Em consonância com os padrões registados noutros países em desenvolvimento, as mães menos instruídas no Camboja têm, em média, mais filhos e são mais jovens quando dão à luz pela primeira vez. As mães com menos habilitações literárias no Camboja têm também uma maior probabilidade de viver em agregados familiares monoparentais (Filmer , 2008).

Assim, é provável que as famílias com mães mais instruídas tenham mais rendimentos e bens do que as famílias com mães menos instruídas, o que lhes dá acesso a mais e melhores alimentos, abrigo e proteção contra os riscos ambientais. As determinantes socioeconómicas afectam assim a saúde e o estado nutricional das crianças através de um conjunto de mecanismos intermediários que abrangem a composição do agregado familiar, o consumo alimentar, o tratamento médico e os contaminantes ambientais. O resto desta secção utiliza o quadro de determinantes socioeconómicas e proximais para analisar a literatura sobre a forma como a educação da mãe afecta o bem-estar das crianças. O quadro de determinantes socioeconómicas e proximais é utilizado para analisar a literatura sobre a forma como a educação da mãe afecta o bem-estar das crianças. Foram incluídas medidas contínuas do número de crianças no agregado familiar para cada um dos três grupos etários (menos de 5 anos, 5-12 anos e 13-17 anos) para captar a composição etária dos irmãos. A religião também seria uma caraterística relevante do agregado familiar, mas 92% dos pares mãe-filho são budistas, pelo que não houve variação suficiente para incluir a religião numa especificação multivariada (Berik, 2008).

Em seguida, o modelo "SES & ambiente" acrescenta factores ambientais ao modelo apenas SES. Estes factores incluem variáveis dummy para saber se a mãe fuma, se o agregado familiar tem uma casa de banho melhorada e se a água do agregado familiar é tratada antes de ser utilizada para beber ou cozinhar. Para ter em conta os efeitos de factores como a precipitação, a temperatura e outros factores climáticos que influenciam o crescimento da criança através de variações sazonais na ingestão nutricional e na incidência de doenças, foram incluídas variáveis dummy para o mês em que as medições de peso e altura foram efectuadas. A região geográfica contrasta a região da capital Phnom Penh (que inclui zonas urbanas e rurais) com outras zonas urbanas e outras zonas rurais. O modelo "completo" incorpora todos os factores do nível socioeconómico, da composição do agregado familiar e do ambiente. As estatísticas de tolerância revelaram que a multicolinearidade entre o conjunto completo de variáveis independentes não constituía uma preocupação (Bicego, 1993).

Estado nutricional das crianças

Uma alimentação saudável ajuda as crianças a crescer e a aprender. Também ajuda a prevenir a obesidade e as doenças relacionadas com o peso, como a diabetes. As seguintes diretrizes ajudá-lo-ão a dar ao seu filho uma dieta nutritiva: Ofereça cinco porções de fruta e legumes por dia, Escolha fontes saudáveis de proteínas, como carne magra, nozes e ovos, Sirva pães e cereais integrais porque são ricos em fibras, Grelhe, grelhe ou cozinhe a vapor os alimentos em vez de os fritar, Limite a comida rápida e a comida de plástico, Ofereça água e leite em vez de bebidas açucaradas de fruta e refrigerantes. Os Wiggles têm demonstrado um empenhamento contínuo em garantir que são transmitidas mensagens saudáveis sobre nutrição infantil às crianças pequenas e aos seus pais e encarregados de educação. Acreditam na promoção de comportamentos alimentares saudáveis em crianças pequenas de uma forma divertida. A alimentação infantil fornece a fonte de energia de que as crianças necessitam para aproveitarem ao máximo cada dia (Bronte, 2004).

Conteúdo nutricional

Estudos que utilizam dados ao nível dos agregados familiares concluíram que a educação da mãe está positivamente associada a uma série de medidas da saúde e do estado nutricional dos bebés e das crianças. Os resultados que apontam para a importância dos indicadores do estatuto socioeconómico, como a educação da mãe, para o estado nutricional das crianças são consistentes com as conclusões de que o fraco estado de crescimento das crianças asiáticas - medido pelo baixo peso à nascença, baixa estatura para a idade e baixo peso para a altura - está sobretudo associado a determinantes nutricionais e de saúde e não a factores genéticos. A nível macroeconómico, taxas de alfabetização feminina mais elevadas são um indicador positivo de uma menor mortalidade infantil, o que implica que a educação das mulheres e das raparigas nos países com baixos rendimentos está associada a uma menor mortalidade infantil. Este vasto conjunto de trabalhos empíricos tornou claro que a educação da mãe capta vários atributos distintos, mas frequentemente relacionados (Frongillo, 1997).

Os trabalhos teóricos também sugerem um conjunto complexo de canais através dos quais a educação da mãe afecta o estado nutricional das crianças - incluindo preferências, decisões sobre os factores de saúde e efeitos no rendimento. O trabalho empírico também mostrou que a educação pode servir como um meio de adotar novas crenças de saúde, adquirir conhecimentos gerais e aplicar conhecimentos específicos sobre práticas de saúde e nutrição que promovam a saúde infantil. Além disso, a educação das mulheres também pode afetar a saúde infantil, porque mais educação está associada a um rendimento familiar mais elevado, o que, por sua vez, reforça a capacidade das famílias para lidarem com choques económicos ou ambientais adversos, financiarem as necessidades de cuidados de saúde e comprarem alimentos mais nutritivos. Num país como o Camboja, onde o nível médio de escolaridade das mulheres adultas é inferior a 3 anos de escolaridade e apenas 16% têm o ensino secundário ou superior, as que têm ensino superior tendem a ser um grupo bastante selecionado de famílias de origem mais rica (Bhargava, 2006).

Frequência da alimentação

O atraso de crescimento e a emaciação são indicadores antropométricos do estado nutricional baseados na altura, no peso, na idade e no género (OMS 1995). A desnutrição crónica compara a altura de uma criança (em centímetros) com uma distribuição padrão internacional de altura para crianças do mesmo sexo e idade (em meses). O peso e a altura das crianças foram recolhidos no âmbito do Inquérito aos Agregados Familiares, utilizando equipamento normalizado e protocolos estabelecidos pelos Inquéritos Demográficos e de Saúde. Embora existam algumas evidências de amontoamento nas alturas e pesos registados, as avaliações concluíram que não existe um enviesamento sistemático na medição destas variáveis. As crianças cuja altura para a idade está mais de dois desvios-padrão abaixo da mediana da População Internacional de Referência do NCHS/CDC/OMS para crianças do mesmo sexo são classificadas como raquíticas. Assim, se o z-score da altura para a idade for inferior a -2,0, a criança é classificada como raquítica. As crianças cujo peso para a altura é inferior em mais de dois desvios-padrão à mediana da população de referência internacional do NCHS/CDC/OMS para crianças do mesmo sexo são classificadas como emaciadas. Assim, se o z-score do peso para a altura for inferior a -2,0, a criança é classificada como emaciada (Bhushan, 2002).

As determinantes próximas da saúde consistem nos mecanismos biológicos que afectam diretamente a saúde, o crescimento e o desenvolvimento das crianças. Estes incluem a ingestão alimentar, a carga de doença e a exposição a contaminantes ou perigos ambientais. Os perigos ambientais englobam os riscos associados à transmissão de agentes infecciosos ou à exposição a materiais nocivos, como o fumo ambiente. A transmissão de agentes infecciosos, que, por sua vez, pode ter uma influência direta no estado nutricional das crianças, ocorre através de uma série de vias, incluindo o ar, em particular com a propagação de doenças respiratórias; alimentos, água e mãos sujos, que podem causar diarreia e outras doenças intestinais; pele e solo, os canais de infecções cutâneas; e insectos, que podem propagar doenças virais e parasitárias. Uma maior educação das mães funciona através deste mecanismo, porque os agregados familiares com um estatuto socioeconómico mais elevado têm mais probabilidades de dispor de instalações melhoradas que previnem ou limitam a transmissão de agentes infecciosos através destas vias (Bronte, 2004).

No Camboja, os agregados familiares em que as mães tinham educação secundária ou superior tinham mais de 8 vezes mais probabilidades do que aqueles que não tinham educação de eliminar as fezes dos seus filhos numa latrina ou sanita. As taxas de doenças diarreicas mostraram uma relação inversa semelhante com a educação da mãe: 16% das crianças de mães com educação secundária ou superior tiveram diarreia nas duas semanas anteriores ao inquérito, em comparação com 21% daquelas cujas mães não tinham educação 34% das mulheres sem educação sentiam que tinham a última palavra na tomada de decisões sobre dinheiro, contraceção e educação e cuidados de saúde dos filhos, em comparação com 49% das mulheres com educação secundária ou superior Finalmente, uma maior autonomia das mulheres pode também promover uma maior utilização dos cuidados pré-natais e dos programas de vacinação (Frongillo, 1997).

Resumo do estudo

O atraso de crescimento é um indicador do estado nutricional a longo prazo, captando os efeitos da privação nutricional crónica ou de doenças crónicas ou recorrentes. O definhamento, pelo contrário, capta o estado nutricional a curto prazo, incluindo uma ingestão nutricional inadequada recente e a curto prazo, ou doenças recentes, como a diarreia, que causam perda de peso. O baixo peso para a idade (peso insuficiente) não é analisado porque não distingue tão eficazmente entre os efeitos da privação a longo e a curto prazo como as análises do atraso de crescimento e da emaciação, respetivamente. A população de referência internacional para estas comparações foi definida pelo Centro Nacional de Estatísticas da Saúde dos Estados Unidos e aceite pelos Centros de Controlo e Prevenção de Doenças dos Estados Unidos. A utilização desta norma internacional decorreu do facto de as crianças bem nutridas de todos os grupos populacionais seguirem trajectórias de crescimento (altura e peso) muito semelhantes à medida que envelhecem e, por conseguinte, apresentarem essencialmente as mesmas distribuições de peso e altura em determinadas idades.

METODOLOGIA

Quadro teórico

O presente estudo examinou as influências das atitudes, normas sociais, controlo percebido e crenças subjacentes nas escolhas de leite com diferentes teores de gordura e de pão com elevado teor de fibras ao pequeno-almoço por parte de alunos dos 11 aos 15 anos. Foi pedido a todos os alunos do 5º, 7º e 9º anos da comunidade de Molndal *(Λ=1730)*, na Suécia, que preenchessem um questionário baseado na Teoria do Comportamento Planeado. Duas semanas mais tarde, foi-lhes pedido que preenchessem um registo de 7 dias sobre os alimentos consumidos ao pequeno-almoço. O consumo de leite e de pão com elevado teor de fibras foi previsto a partir das intenções e, no caso do leite, também pelo controlo comportamental percebido. As intenções foram influenciadas pelas atitudes, pela perceção das preferências dos outros significativos e pelo controlo percebido. Além disso, a perceção do consumo dos pais (norma descritiva) do alimento específico desempenhou um papel importante. As atitudes, as normas e o controlo percebido previram as intenções de forma semelhante em cada grupo etário. As atitudes em relação ao consumo de leite e pão com elevado teor de fibra foram influenciadas pelas crenças sobre os seus aspectos sensoriais e de saúde. As mulheres e as crianças mais velhas tinham mais conhecimentos sobre as alternativas mais saudáveis e as crianças mais velhas tinham uma tendência para escolher opções mais saudáveis. Isto é demonstrado graficamente da seguinte forma:

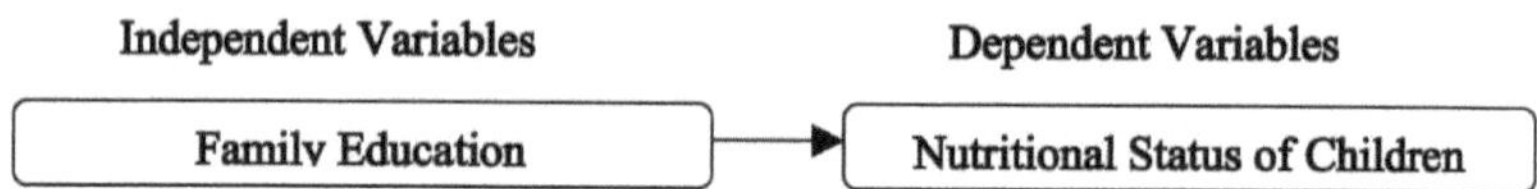

Figure A: Mostra a relação teórica das variáveis

Quadro concetual

A variável independente, que é representada pela educação familiar, é definida em termos do número de membros da família com educação e do seu nível de educação; enquanto a variável dependente é representada pelo estado nutricional das crianças e definida em termos do conteúdo nutricional e da frequência da alimentação. O gráfico é apresentado da seguinte forma:

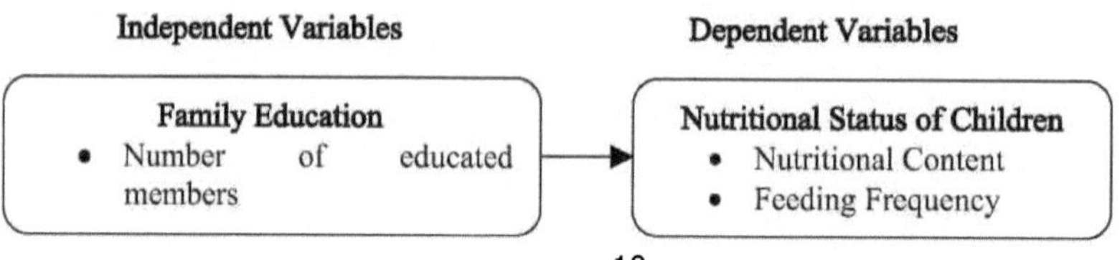

Figure B: Mostra a relação concetual das variáveis

Operacionalização

Educação familiar

Esta é representada pela variável independente e será definida em termos do número de membros instruídos e do seu estatuto educativo. Esta variável será medida da seguinte forma:

Número de educados

É definido como o número de pessoas com instrução no agregado familiar. Será medido da seguinte forma:

Escala	Número de pessoas com educação no agregado familiar	Descrição
1	Apenas 1	Família muito pouco instruída
2	1-2	Família menos instruída
3	2-3	Família com educação moderada
4	3-4	Família com elevado nível de educação
5	4 e superior	Família com um nível de educação muito elevado

Tabela 1: Operacionalização do Número de Educados

Estado de instrução

Define-se como o nível de escolaridade da família em termos do grau que atingiu. Será medido da seguinte forma:

Escala	Nível de ensino	Descrição
1	Ensino primário	Nível de escolaridade muito baixo

2	Ensino secundário	Baixo nível de escolaridade
3	Ensino secundário	Resultados moderados
4	Ensino preparatório	Elevado nível de escolaridade
5	Nível pós-secundário	Nível de escolaridade muito elevado

Tabela 2: Operacionalização do estatuto educacional

Estado de nutrição das crianças

O estado nutricional das crianças é definido em termos de conteúdo nutricional e frequência alimentar. Isto será operacionalizado nas seguintes partes:

Conteúdo nutricional

O conteúdo nutricional é definido em termos do conteúdo nutricional que o alimento tem de seis nutrientes essenciais. Este será medido da seguinte forma:

Escala	Conteúdo nutricional dos alimentos	Descrição
1	Contêm um dos seis nutrientes essenciais	Alimentos de equilíbrio muito baixo
2	Contêm dois dos seis nutrientes essenciais	Alimentos pouco equilibrados
3	Contêm três dos seis nutrientes essenciais	Alimentação moderadamente equilibrada
4	Contêm quatro dos seis nutrientes essenciais	Alimentação equilibrada
5	Contêm cinco dos seis nutrientes essenciais	Alimentação muito equilibrada

Quadro 3: Operacionalização do conteúdo nutricional

Frequência de alimentação

Define-se como a frequência das refeições das crianças por dia. Será medida da seguinte forma:

Escala	Frequência alimentar das crianças	Descrição
1	Duas vezes por dia	Frequência muito reduzida
2	Três vezes por dia	Menor frequência
3	Quatro vezes por dia	Frequência moderada
4	Cinco vezes por dia	Alta frequência
5	Seis ou mais vezes por dia	Frequência muito elevada

Tabela 4: Operacionalização da frequência da alimentação

Local do estudo

O estudo foi efectuado na zona oeste de Arsi, em Kofale woreda Afamo kebele. Afamo situa-se a 278 km a sul de Adis Abeba. As condições climáticas deste kebele são caracterizadas como Woyna Dega. A população total do kebele de Afamo é de cerca de 5550 habitantes de vários grupos étnicos, nomeadamente Oromo, Sidama, Amara e Wolayta. Oromo é o maior grupo étnico.

Conceção da investigação

O investigador utilizará um modelo correlacional. Por conseguinte, os dados recolhidos junto dos inquiridos serão analisados com base no método concebido. O método que o investigador utilizará para analisar os três objectivos será discutido no método de análise de dados.

Método de recolha de dados

Instrumentação

A recolha de dados primários será aplicada para recolher os dados do indivíduo selecionado. Por conseguinte, o questionário é o principal instrumento de recolha de dados da área selecionada. O investigador recolherá a informação diretamente dos inquiridos através de questionários.

Processo de amostragem

Será aplicado o método de amostragem aleatória simples para selecionar 56 inquiridos de 560 agregados familiares. Serão selecionados aleatoriamente diferentes inquiridos de diferentes grupos étnicos.

Método de análise dos dados

1.   Os objectivos um e dois serão analisados através de estatísticas descritivas.

2.   O terceiro objetivo será analisado através de estatísticas correlacionais.

Considerações sociais e éticas

Desde a visita à área de estudo até à conclusão do mesmo, o investigador manteve uma boa relação com os membros da comunidade no estudo, o que foi feito, em primeiro lugar, respeitando cada indivíduo que apoiou o investigador dando informações e actuando localmente. O investigador não fez nada que violasse a sua cultura e normas.

RESULTADOS E CONCLUSÕES

Para analisar o resultado do estudo, o investigador centrou-se nas variáveis independentes e dependentes. Estas serão analisadas da seguinte forma:

Educação familiar

Isto é analisado em termos do número de pessoas com educação no agregado familiar e do seu nível de educação. Esta análise será efectuada da seguinte forma:

Número de educados

Este facto é apresentado na tabela 5. Com base nos dados apresentados, 18 (32,14%) dos inquiridos caracterizam-se por terem membros da família com muito pouca instrução; seguidos de 17 (30,35%) dos inquiridos que se caracterizam por terem membros da família com pouca instrução. 10(17,86%) dos inquiridos caracterizam-se por terem um familiar com um grau de instrução moderado. 6 (10,71%) dos inquiridos responderam que há membros altamente qualificados na família. Apenas 5 (8,94%) dos inquiridos responderam que têm membros da família com um grau de instrução muito elevado.

Isto significa que a maior percentagem dos inquiridos respondeu que não tem familiares com formação académica. Isto diz-nos que a comunidade da zona não se caracteriza por ter mais pessoas com formação académica.

Isto mostrou que os membros do agregado familiar na área de estudo não têm uma melhor formação académica com base na avaliação feita através dos questionários. Isto leva a que os membros da família enfrentem dificuldades em gerir e desenvolver os seus familiares através do equilíbrio da nutrição no agregado familiar.

Escala	Número de pessoas com educação no agregado familiar	Resp.	%	Descrição
1	Apenas 1	18	32.14	Família muito pouco instruída
2	1-2	17	30.35	Família menos instruída
3	2-3	10	17.86	Família com educação moderada

4	3-4	6	10.71	Família com elevado nível de educação
5	4 e superior	5	8.94	Família com um nível de educação muito elevado
		56	100	

Quadro 5: Número de pessoas com formação académica

Estado de instrução

O estatuto da educação dos inquiridos é apresentado neste estudo. Com base nisto, 23 (41,07%) dos inquiridos responderam que concluíram o ensino primário; seguidos de 15 (26,79%) dos inquiridos que concluíram o ensino secundário. 8 (14,29%) dos inquiridos concluíram o ensino secundário. 6 (10,71%) dos inquiridos têm o ensino preparatório. Apenas 4 (7,14%) dos inquiridos responderam que concluíram o nível pós-secundário.

Isto significa que a maior parte dos inquiridos que participaram neste estudo, provenientes de diferentes membros da família, não têm melhores habilitações literárias.

Isto mostra que o nível de instrução dos pais não é suficiente para manter a nutrição das crianças e fornecer-lhes uma alimentação equilibrada.

Escala	Nível de ensino	Resp.	%	Descrição
1	Ensino primário	23	41.07	Nível de escolaridade muito baixo
2	Ensino secundário	15	26.79	Baixo nível de escolaridade
3	Ensino secundário	8	14.29	Resultados moderados
4	Ensino preparatório	6	10.71	Elevado nível de escolaridade
5	Nível pós-secundário	4	7.14	Resultados muito elevados

| | 56 | 100 | |

Quadro 6: estatuto académico

Estado de nutrição das crianças

Esta é a variável independente do estudo e será analisada em termos de conteúdo nutricional e frequência alimentar. Esta será analisada da seguinte forma:

Conteúdo nutricional

O conteúdo nutricional é apresentado no quadro 7. Com base nos resultados apresentados, 19 (33,93%) dos inquiridos responderam que a alimentação das crianças contém uma dieta muito pouco equilibrada; seguidos de 18 (32,15%) dos inquiridos que responderam que a alimentação das crianças contém alimentos pouco equilibrados. 13 (23,22%) dos inquiridos responderam que a alimentação das crianças é moderadamente equilibrada. 4(7,13%) dos inquiridos responderam que estão a alimentar os seus filhos com alimentos equilibrados. 2(3,57%) dos inquiridos responderam que estão a alimentar os seus filhos com alimentos muito equilibrados.

Isto significa que a maior percentagem de famílias não está a alimentar os seus filhos com um tipo de alimentação melhor ou equilibrado, no nosso caso.

Isto mostra que a maioria das crianças não está em condições de receber uma alimentação equilibrada e bem nutrida. Isto deve-se ao facto de haver menos famílias instruídas ao nível do agregado familiar e indivíduos instruídos na área de estudo.

Escala	Conteúdo nutricional dos alimentos	Resp.	%	Descrição
1	Contêm um dos seis nutrientes essenciais	19	33.93	Alimentos de equilíbrio muito baixo
2	Contêm dois dos seis nutrientes essenciais	18	32.15	Alimentos pouco equilibrados
3	Contêm três dos seis nutrientes essenciais	13	23.22	Moderadamente equilibrado alimentos

Escala		Resp.	%	
4	Contêm quatro dos seis nutrientes essenciais	4	7.13	Alimentação equilibrada
5	Contêm cinco dos seis nutrientes essenciais	2	3.57	Alimentação muito equilibrada
Total		56	100	

Quadro 7: Conteúdo nutricional

Frequência de alimentação

A frequência da alimentação é apresentada na tabela 8. Com base nos resultados apresentados, 16 (28,57%) dos inquiridos responderam que alimentam os seus filhos com muito pouca frequência; seguidos de 14 (25%) dos inquiridos que responderam que alimentam os seus filhos com pouca frequência. 13(23,21%) dos inquiridos responderam que alimentam os seus filhos moderadamente. 7 (12,6%) dos inquiridos responderam que alimentam os seus filhos com frequência. Apenas 6 (10,71%) dos inquiridos responderam que alimentam os seus filhos com muita frequência.

Isto significa que a comida não é dada às crianças com muita frequência na área de estudo, o que afectará o bem-estar das crianças dessa área.

Isto mostra que, devido à educação familiar, a maioria das famílias não podia alimentar os seus filhos com frequência.

Escala	Frequência alimentar das crianças	Resp.	%	Descrição
1	Duas vezes por dia	16	28.57	Frequência muito reduzida
2	Três vezes por dia	14	25	Menor frequência
3	Quatro vezes por dia	13	23.21	Frequência moderada
4	Cinco vezes por dia	7	12.6	Alta frequência
5	Seis ou mais vezes por dia	6	10.71	Frequência muito elevada
Total		56	100	

Quadro 8: Frequência da alimentação

Relação entre variáveis independentes e dependentes

A relação entre a educação familiar e o estado nutricional das crianças é a parte principal e básica do estudo. A tabela seguinte apresenta a correlação de Pearson das variáveis:

Variável independente	Variáveis dependentes	
	Conteúdo nutricional	Frequência de alimentação
Número de membros com formação académica	.971**	.939**
Nível de escolaridade	.883**	.876**

**. A correlação é significativa ao nível de 0,01 (bicaudal)

A estatística que foi utilizada para correlacionar os dados é a Pearson. O número positivo na tabela acima (.971**, .939**, .883** e .876**) mostra que existe uma relação direta entre as variáveis independentes e dependentes (educação familiar e estado nutricional das crianças).

O número positivo entre o número de membros da família com habilitações académicas e a variável dependente mostra que existe uma forte relação entre eles; isto significa que, quando o número de membros da família melhora as suas habilitações académicas, aplicam alimentos com melhor conteúdo nutricional e melhoram a frequência da alimentação dos seus filhos.

Aumentar o nível de escolaridade significa também obter conhecimentos diferentes sobre o conteúdo nutricional dos alimentos que uma família deve dar aos seus filhos e a frequência com que os alimenta.

Avaliação da hipótese

Com base na análise da relação feita no objetivo três, indica que as variáveis independentes e dependentes têm uma relação direta. Por conseguinte, rejeita-se a hipótese de que não existe relação entre a educação familiar e o estado nutricional das crianças. Porque existe uma relação direta entre a educação familiar e o estado nutricional das crianças.

RESUMO, CONCLUSÃO E RECOMENDAÇÃO

Resumo do estudo

Este facto é apresentado no quadro 5. Com base nos dados apresentados, 18 (32,14%) dos inquiridos caracterizam-se por terem membros da família com um grau de instrução muito baixo. Apenas 5 (8,94%) dos inquiridos responderam que têm membros da família com um grau de instrução muito elevado. Isto significa que a maior percentagem dos inquiridos respondeu que não tem nenhum membro da família com formação académica. Isto diz-nos que a comunidade da área não é caracterizada por pessoas com mais educação.

O estatuto da educação dos inquiridos é apresentado neste estudo. Com base nisto, 23 (41,07%) dos inquiridos responderam que tinham atingido o ensino primário. Apenas 4 (7,14%) dos inquiridos responderam que atingiram o nível pós-secundário. Isto significa que a maior parte dos inquiridos que participaram neste estudo, provenientes de diferentes membros da família, não têm um nível de escolaridade superior.

O conteúdo nutricional é apresentado no quadro 7. Com base nos resultados apresentados, 19 (33,93%) dos inquiridos responderam que a alimentação das crianças contém uma dieta muito pouco equilibrada. 2 (3,57%) dos inquiridos responderam que estão a alimentar os seus filhos com um tipo de alimentação muito equilibrado. Isto significa que a maior percentagem de famílias não está a alimentar os seus filhos com um tipo de alimentação melhor ou equilibrado no nosso caso.

A frequência da alimentação é apresentada na tabela 8. Com base nos resultados apresentados, 16 (28,57%) dos inquiridos responderam que alimentam os seus filhos com muito pouca frequência. Apenas 6 (10,71%) dos inquiridos responderam que alimentam os seus filhos com muita frequência. Isto significa que a comida não é dada às crianças com muita frequência na área de estudo, o que afectará o bem-estar das crianças dessa área.

Conclusão do estudo

O resultado da educação familiar mostrou que os membros do agregado familiar na área de estudo não têm uma melhor formação educacional com base na avaliação efectuada através dos questionários. Isto leva a que os membros da família enfrentem dificuldades em gerir e desenvolver os seus familiares através do equilíbrio da nutrição no agregado familiar.

O resultado da educação mostrou que o nível de educação dos pais não é suficiente para manter a nutrição das crianças e fornecer-lhes uma alimentação equilibrada.

O resultado da nutrição mostrou que a maioria das crianças não está em condições de receber um tipo de alimentação equilibrada e bem nutrida. Isto deve-se ao facto de haver menos famílias instruídas ao nível do agregado familiar e indivíduos instruídos na área de estudo.

O resultado da frequência da alimentação mostrou que, devido à educação familiar, a maioria das famílias não podia alimentar os seus filhos com frequência.

Recomendação do estudo

As recomendações que se seguem são transmitidas pelo investigador:

Os resultados mostraram que a maioria dos pais não participa na educação; por conseguinte, deve ser criada uma consciência entre as famílias sobre a forma de manter a nutrição das crianças equilibrada e frequente.

O gabinete de educação do woreda deve trabalhar em cooperação com o dos agentes de desenvolvimento, a fim de proporcionar educação informal aos membros da comunidade que não possuem educação básica.

Os resultados mostraram que o conteúdo nutricional da alimentação das crianças é muito pobre. Por conseguinte, as famílias devem avaliar o regime alimentar dos seus filhos e procurar melhorar a alimentação dos mesmos.

Os resultados mostraram que a frequência com que as crianças comem é muito baixa. Por conseguinte, os membros da família devem pôr em prática os conselhos que lhes são dados pelos profissionais de saúde.

LITERATURA CITADA

Behrman,. Wolfe. (1987). "How Does Mother's Schooling Affect Family Health, Nutrition, Medical Care Usage, and Household Sanitation?" Journal of Econometrics 36(1- 2):185-204.

Berik, Goet. (2008). "Growth with Gender Inequity: Another Look at East Asian Development". Em G. Berik, Y. Rodgers e A. Zammit, eds., Social Justice and

Bhargava, Aeot (2006). Econometrics, Statistics and Computational Approaches in Food and Health Sciences. Singapura: World Scientific.

Bhushan, Schwartz(2002). Achieving the Twin Objectives of Efficiency and Equity: Contracting Health Services in Cambodia (Contratação de serviços de saúde no Camboja). Política do ERD

Bicego, Boerma. (1993). "Maternal Education and Child Survival: A Comparative Study of Survey Data from 17 Countries". Social Science and Medicine 36(9):1207-27.

Blanc, Wardlaw(2005). "Monitoring Low Birth Weight: Uma avaliação das estimativas internacionais e um procedimento de estimativa atualizado". Boletim da Organização Mundial de Saúde

Bronte DeJong. (2004). "Children's Nutrition in Jamaica: Do Household Structure and Household Economic Resources Matter?". Social Science & Medicine

Desai, Alva (1998). "Maternal Education and Child Health: Is There a Strong Causal Relationship?". Demografia

Filmer, Doer (2008). "Getting Girls into School: Evidence from a Scholarship Program in Cambodia". Desenvolvimento Económico e Mudança Cultural

Filmer Friedman, (2008). Development, Modernization, and Son Preference in Fertility Decisions [Desenvolvimento, Modernização e Preferência pelo Filho nas Decisões de Fecundidade]. Documento de trabalho de investigação política do Banco Mundial

Frongillo,. Hanson. (1997). "Socioeconomic and Demographic Factors Are Associated with Worldwide Patterns of Stunting and Wasting of Children." Journal of Nutrition 127(12):2302-09.

Frost, Haas.(2005). "Educação materna e estado nutricional da criança na Bolívia: encontrando as ligações". Ciências Sociais e Medicina

APÊNDICE I

QUESTIONÁRIOS

1.   Queira indicar, assinalando, o número de pessoas com instrução na sua família

Apenas 1

   1-2

   2-3

   3-4

4 e superior

2.   Indique, por favor, assinalando com um X o seu nível de escolaridade de entre os seguintes

Ensino básico

Ensino secundário

Ensino secundário

Ensino preparatório

Colégio ou Universidade

3) Por favor, assinale com uma cruz o conteúdo nutricional dos alimentos que os seus filhos comem

Contêm um dos seis nutrientes essenciais

Contêm dois dos seis nutrientes essenciais

Contêm três dos seis nutrientes essenciais

Contêm quatro dos seis nutrientes essenciais

Contêm cinco dos seis nutrientes essenciais

2. Indique, por favor, a frequência da alimentação dos seus filhos

Duas vezes por dia

Três vezes por dia

Quatro vezes por dia

Cinco vezes por dia

Seis ou mais vezes por dia

APÊNDICE II

Correlations

		NUMBER OF EDUCATED	EDUCATIONAL STATUS	NUTRITIONAL CONTENT	FEEDING FREQUENCY
NUMBER OF EDUCATED	Pearson Correlation	1	.942**	.971**	.939**
	Sig. (2-tailed)		.000	.000	.000
	N	56	56	56	56
EDUCATIONAL STATUS	Pearson Correlation	.942**	1	.883**	.876**
	Sig. (2-tailed)	.000		.000	.000
	N	56	56	56	56
NUTRITIONAL CONTENT	Pearson Correlation	.971**	.883**	1	.988**
	Sig. (2-tailed)	.000	.000		.000
	N	56	56	56	56
FEEDING FREQUENCY	Pearson Correlation	.939**	.876**	.988**	1
	Sig. (2-tailed)	.000	.000	.000	
	N	56	56	56	56

**. Correlation is significant at the 0.01 level (2-tailed).

Frequências

Statistics

		NUMBER OF EDUCATED	EDUCATIONAL STATUS	NUTRITIONAL CONTENT	FEEDING FREQUENCY
N	Valid	56	56	56	56
	Missing	0	0	0	0
Mean		11.3214	11.4107	11.3393	11.2857
Std. Error of Mean		.73419	.95475	.94912	.53738
Median		10.0000	8.0000	13.0000	13.0000
Mode		18.00	23.00	19.00	16.00
Std. Deviation		5.49415	7.14468	7.10256	4.02137
Variance		30.186	51.046	50.446	16.171
Percentiles	100	18.0000	23.0000	19.0000	16.0000

O PAPEL DAS MULHERES NA MELHORIA DOS MEIOS DE SUBSISTÊNCIA

Por: Sirika Bekele Terfassa

INTRODUÇÃO

Antecedentes do estudo

As grandes empresas têm sido responsáveis pela procura de alterações nos sistemas de produção ou nos serviços. Muitas delas são empresas agro-industriais que necessitam de produtos agrícolas. Uma grande diversidade de mulheres envolveu-se no apoio à mudança dos meios de subsistência e estas utilizaram muitas abordagens diferentes para facilitar essa mudança. Os governos têm uma grande influência sobre o contexto em que ocorre a mudança dos meios de subsistência rurais. Por vezes, isto é intencional, noutras ocasiões é por defeito. Como já foi referido, os governos podem fornecer políticas e serviços de apoio que criam um ambiente propício e estimulam diretamente os meios de subsistência individuais ou as empresas. Estes podem muitas vezes ser mais bem sucedidos do que o previsto. Mas, com demasiada frequência, a natureza multi-setorial da mudança dos meios de subsistência e as abordagens multidisciplinares que são necessárias para dar resposta nem sempre são bem aceites pelo governo (Mayoux, 2003).

O que exige uma articulação do apoio das agências governamentais acaba muitas vezes por ficar entre essas agências e não recebe apoio de ninguém. De facto, a prestação de apoio à melhoria e diversificação dos meios de subsistência torna-se o "enteado" dos diferentes ministérios. Os governos também podem criar condições que tornam os meios de subsistência existentes inviáveis ou insustentáveis. Por exemplo, as mudanças na política e na legislação relativas à captura de sementes de camarão selvagem, tanto na Índia como no Bangladesh, condicionaram seriamente os meios de subsistência dos habitantes costeiros pobres e forçaram-nos a criminalizar os meios de subsistência ou a repensar as suas estratégias de subsistência, quando existiam poucas alternativas. Em resposta a esta classificação dos mecanismos de apoio, identificar uma abordagem em três vertentes para apoiar a diversificação dos meios de subsistência rurais: 1) identificar ou reiniciar os principais motores do crescimento regional, 2) identificar um punhado de subsectores específicos de produtos ou serviços, e cadeias de abastecimento dentro deles, que tenham potencial para crescimento e participação das populações rurais pobres, e 3) desenvolver instituições flexíveis (Pria, 2002).

Enunciado dos problemas

As pessoas que dependem dos recursos marinhos do mundo para a sua subsistência estão a sofrer uma pressão crescente devido às alterações e ao declínio da disponibilidade dos serviços ecossistémicos, aos conflitos sobre os direitos de acesso, à marginalização do acesso aos recursos, à criminalização dos seus meios de subsistência e à exclusão. As pessoas mais pobres são frequentemente as menos capazes de responder a essas mudanças e muitas estão a ser marginalizadas das actividades que têm feito parte dos seus meios de subsistência e da sua cultura durante gerações. Embora estas pessoas não sejam isentas de culpa nas causas das alterações que estão a afetar os recursos costeiros, são apenas parte do problema. No entanto, em muitas situações, é-lhes pedido que assumam uma responsabilidade desproporcionada pelas consequências de factores frequentemente externos que as mantiveram na pobreza, degradaram o seu ambiente, introduziram tecnologia inadequada, promoveram pressões de mercado, as excluíram do processo político, alteraram os direitos de acesso e investiram fortemente, e muitas vezes de forma inadequada, no desenvolvimento costeiro (Dash, 2003).

Muitas populações costeiras reconhecem a sua dependência da base de recursos marinhos e valorizam a sua utilização sustentável e gerida para o futuro. No entanto, de um modo geral, não dispõem dos recursos, conhecimentos e poder para assegurar uma gestão eficaz dos recursos face às rápidas mudanças externas. Com demasiada frequência, a solução para os problemas de utilização dos recursos costeiros é vista pelas agências externas como medidas de gestão dos recursos impostas, cada vez mais com alguma forma de elemento social. Estas medidas têm tido algum sucesso quando avaliadas do ponto de vista ambiental, mas em muitos casos deixaram os pobres mais pobres e os marginalizados mais à margem do processo de desenvolvimento. Entre as agências de desenvolvimento que trabalham nas comunidades costeiras, há um reconhecimento crescente de que a integração dos processos de mudança dos meios de subsistência e das medidas de gestão dos recursos é um imperativo. Reconhece-se que essa integração tem de ser muito mais do que iniciativas de gestão dos recursos com um anexo de desenvolvimento social (Narayan, 2000).

A participação na tomada de decisões deve ser mais do que uma consulta extractiva com as elites da comunidade - deve reconhecer a diversidade das partes interessadas e incluí-las de forma significativa, e o planeamento para o futuro deve incluir o potencial, as necessidades e as aspirações destes diferentes grupos. É necessário reconhecer a complexidade dos meios de subsistência das populações e as suas relações com os recursos marinhos devem ser plenamente compreendidas e integradas nas estratégias de gestão. Para que os objectivos ambientais possam ser alcançados de forma equitativa e sustentável, é necessário que a consideração dos meios de subsistência dependentes dos recursos conduza esse processo e não o siga. No entanto, responder a esta necessidade de mudança dos meios de subsistência é muitas vezes um processo moroso e difícil que exige abordagens multidisciplinares, a cooperação entre vários organismos, a participação ativa das comunidades e uma transferência de poder. Isto conduzirá às seguintes questões de investigação:

1. Qual é a situação das mulheres em termos de responsabilidade de liderança no kebele de Alage?

2. Qual é o nível de melhoria dos meios de subsistência em termos de rendimento e produtividade?

3. Existe uma relação entre o papel das mulheres e a melhoria dos meios de subsistência em Hadiya Zone Shashogo Woreda Alage Kebele?

Objetivo do estudo

O objetivo geral do estudo é analisar a relação entre o papel das mulheres e a melhoria dos meios de subsistência em Hadiya Zone Shashogo Woreda Alage Kebele. Os objectivos específicos serão os seguintes

1. Identificar o estatuto das mulheres em termos de responsabilidade de liderança em alage kebele.

2. Avaliar o nível de melhoria dos meios de subsistência em termos de rendimento e produtividade.

3. Analisar a relação entre o papel das mulheres e a melhoria dos meios de subsistência em Hadiya Zone Shashogo Woreda Alage Kebele.

Hipótese do estudo

Não existe qualquer relação entre o papel das mulheres e a melhoria dos meios de subsistência em Hadiya Zone Shashogo Woreda Alage Kebele.

Importância do estudo

O resultado deste estudo terá uma contribuição significativa na promoção e apresentação do papel das mulheres na melhoria dos meios de subsistência na área de estudo; isto será feito depois de o estudo se deparar com determinados factos. O estudo também apresentará algumas recomendações para que as mulheres possam aprender com a sua própria atividade de melhoria dos meios de subsistência. O resultado deste trabalho servirá também de referência para outros investigadores.

Limitações do estudo

Problemas como os financeiros, de transporte e de tempo são os problemas mais importantes que o investigador irá encontrar. O investigador discutirá os problemas esperados da seguinte forma: Uma vez que o investigador é funcionário público, poderá enfrentar um desafio devido ao montante do salário mensal e ao orçamento de investigação existente. Neste semestre, o investigador está a frequentar alguns cursos no campus principal (Projeto de Investigação de Base Comunitária) e não tenciona alugar uma residência nos arredores da faculdade, pelo que não será fácil obter serviços de transporte para vir falar com o orientador e fazer um comentário. O tempo também é um problema com que o investigador se depara, pois leva a que tenha pouco tempo para trabalhar no projeto.

Delimitação do estudo

Este estudo limita-se a analisar a relação entre o papel das mulheres e a melhoria dos meios de subsistência em Hadiya Zone Shashogo Woreda Alage Kebele. O estudo será analisado com base nos dados recolhidos apenas no kebele de Alage. Por conseguinte, qualquer resultado e informação de base revelará a situação das áreas de estudo.

REVISÃO DA LITERATURA RELACIONADA

Papel das mulheres

Dois terços dos cerca de 1,2 mil milhões de pessoas pobres em todo o mundo são mulheres. Encontram-se numa situação de pobreza abjecta, carecendo de alimentos adequados, água potável, saneamento básico e cuidados de saúde. Os seus meios de subsistência são precários e inadequados. Muitas vezes não têm acesso a recursos essenciais como o crédito, a terra e a herança. A negação de oportunidades& escolhas e do acesso à informação, à educação e às competências retira-lhes poder. Consequentemente, a sua participação na tomada de decisões em casa e na comunidade é mínima. Uma manifestação clara das estratégias de sobrevivência das mulheres em condições de pobreza é o prolongamento excessivo das suas horas de trabalho em casa e fora dela para ganharem dinheiro suficiente para satisfazer as necessidades de subsistência do agregado familiar; no entanto, o seu trabalho não é recompensado nem reconhecido (Mayoux, 2003).

A preocupação com a persistência e o aumento do peso da pobreza sobre as mulheres exige uma definição mais ampla de pobreza, que tenha em conta não só a ausência de necessidades básicas mínimas, mas também a negação de oportunidades e escolhas. A redução da pobreza implica o reforço dos recursos, das escolhas, das capacidades e do poder necessários para usufruir de um nível de vida adequado e de outros direitos (civis, culturais, políticos e sociais). Se as mulheres pobres tiverem acesso a oportunidades económicas e educativas, bem como à autonomia necessária para tirar partido dessas oportunidades, poderão fazer escolhas estratégicas para reduzir a sua vulnerabilidade à pobreza. No entanto, as mulheres pobres carecem de recursos, competências, educação e força colectiva para quebrar o ciclo da sua opressão e exploração. Neste contexto, os facilitadores externos, como as organizações de desenvolvimento voluntário, desempenham um papel catalisador crucial, criando uma plataforma de aprendizagem e catalisando os processos de mudança (Pria, 2002).

Liderança

A Liderança das Mulheres aumenta a capacidade das mulheres de todas as idades, origens e etnias para assumirem uma maior liderança e efectuarem mudanças ambientais e sociais progressivas. Os produtos mediáticos e os currículos que o programa produz também servirão para celebrar e ajudar a restaurar o valor dos aspectos da nossa capacidade humana que foram anteriormente relegados para o domínio do "feminino" e que, por conseguinte, foram sistematicamente desvalorizados e denegridos em todas as pessoas, em detrimento do nosso futuro coletivo e da nossa cultura (Narayan, 2000).

O programa pressupõe uma redefinição do significado de liderança efectiva. A Liderança das

Mulheres centra-se na liderança que tem origem no amor profundo e no compromisso apaixonado de cada mulher - pelo mundo natural, pelas mulheres, pela saúde, pelas crianças, pelo sagrado e pela justiça. A forma de liderança é informada pela inteligência combinada dos nossos corpos, corações, mentes e conhecimento intuitivo. Este tipo de liderança valoriza a humildade, a escuta e o não-saber, e entende a vulnerabilidade como um potencial ativo. Dá prioridade à autenticidade, ao respeito mútuo e às abordagens colaborativas e inclusivas. Baseia-se no princípio de que a liderança emerge do trabalho interior que fazemos e que não podemos influenciar a mudança se não a tivermos incorporado. Esta liderança reconhece o poder de integrar o melhor das capacidades "femininas" e "masculinas" dentro de cada um de nós. Equilibra a ação externa estratégica e eficaz com a consciência interior e o autocuidado. Emprega práticas contínuas de reflexão, aprendizagem e auto-cultivo, e defende tanto o rigor das atitudes como a compaixão em relação à nossa própria liderança emergente (Thiruvana, 2009)

Um valor central do programa é a capacidade das mulheres de ultrapassar as diferenças que nos dividem, incluindo as de etnia, classe, idade, capacidade e orientação sexual. A Liderança Feminina reconhece que encontrar um terreno comum e a reparação relacional são capacidades essenciais a cultivar entre as mulheres (e líderes de qualquer género) para efetuar mudanças sociais e ambientais transformadoras. A Liderança Feminina reconhece que toda mudança significativa e duradoura começa com o trabalho interno que fazemos para transformar nosso comportamento externo. A competência e a capacidade de liderança continuam a reforçar-se com a prática, a reflexão e as relações que fornecem feedback e apoio autênticos e rigorosos (Gopalan, 2001).

Para além de reforçar a capacidade de diversas mulheres para se envolverem de forma mais intencional e eficaz como líderes para uma mudança progressiva, o programa foi concebido para celebrar as capacidades que a nossa cultura relegou anteriormente para o "feminino" em todas as pessoas. Desta forma, a Liderança das Mulheres procura abordar o legado mais alargado de preconceitos e desequilíbrios na nossa tomada de decisões, organizações, empresas e sociedade em geral. Também procura começar a curar a ferida de ter tido metade das nossas capacidades humanas sistematicamente desvalorizadas e denegridas durante centenas de anos, e o consequente legado de violência - para nós próprios, para a Terra e uns para os outros - que é a nossa herança cultural (Kabeer, 2003).

Sensibilização da comunidade

A disponibilidade de crédito é o requisito básico para que as mulheres pobres possam fazer face às exigências da pobreza extrema. O microfinanciamento para os pobres/mulheres é uma estratégia importante para a redução da pobreza e para o reforço da capacidade económica. O microfinanciamento implica poupança, crédito, seguros e outros serviços financeiros para as comunidades pobres/do sector informal. No entanto, as mulheres individualmente pobres têm dificuldade em aceder a programas de crédito devido aos elevados custos de transação, tais como requisitos irrealistas em matéria de garantias e taxas de juro das instituições de crédito formais. A organização das mulheres em pequenos grupos de autoajuda para gerar coletivamente o seu próprio capital pode tocar no cerne da pobreza. A participação em actividades de poupança e de crédito permite melhorar o nível de subsistência. Os grupos de autoajuda também desenvolvem actividades geradoras de rendimentos para garantir aos seus membros uma subsistência sustentável. A posse de riqueza - o fundo de capital através da poupança e do crédito, bem como a empresa e o acesso a recursos para meios de subsistência sustentáveis podem efetivamente aliviar a sua pobreza e também atenuar as consequências psicológicas de ser pobre (Mayoux, 2003).

Os SHGs estão diretamente relacionados com a resolução das deficiências na subsistência das famílias. No entanto, sem o apoio sob a forma de educação e formação, não são capazes de alargar os seus benefícios aos membros para além do limiar da subsistência. A educação de adultos pode fazer a diferença na vida das mulheres pobres. Ao dar-lhes oportunidades de melhorar as suas capacidades de escolha, a educação de adultos melhora as suas oportunidades e situações de vida. Os estudos de caso revelaram que o reforço das competências em matéria de gestão financeira, gestão de grupos de interesse comum (SHG), nomeadamente contabilidade, contabilidade, manutenção de registos e gestão de microempresas, permitiu que muitas mulheres assumissem um papel de liderança nos seus respectivos SHG e gerissem os seus respectivos negócios com confiança e eficiência. O crédito e a educação produzem, em sinergia, um aumento do bem-estar do agregado familiar, conduzindo simultaneamente a uma maior auto-confiança e estatuto. O aumento do bem-estar e o reforço das capacidades permitem que as mulheres se autonomizem (Anand, 2002).

O impacto dos contributos educativos tem sido abrangente. Trouxeram as mulheres para o espaço público; envolveram-nas nas estruturas de poder da sociedade; melhoraram as suas competências para assumir papéis de liderança e tomar decisões, melhoraram as suas capacidades para contribuir economicamente para o bem-estar da família; e deram-lhes a segurança da solidariedade, da confiança e da pertença a grupos de mulheres formados com o mesmo objetivo. Todos estes factores contribuíram para a redução da pobreza (Oxenham, 2001).

O programa de aprendizagem teve um impacto significativo em três níveis de capacitação: poder interno, poder para e poder com. Ao nível do poder interno, um impacto fundamental é a constatação de que as mulheres desenvolveram uma consciência do seu próprio potencial para lutar contra a pobreza. São pessoas confiantes, sensíveis e informadas. Ao nível do poder para, os projectos aumentaram o controlo das mulheres sobre o seu trabalho, recursos e processos de tomada de decisão. O acesso às suas próprias poupanças, o acesso a redes de mulheres fora da sua família e o acesso a posições de liderança deram-lhes poder. Ao nível do poder com, as mulheres intervieram coletivamente em muitas instituições: família, mercado O programa educativo facilitou a passagem das mulheres de beneficiárias passivas a parceiras activas no desenvolvimento. Estas mudanças incluíram um maior sentido de auto-independência; uma melhoria da sua posição social à medida que os seus níveis de activos ou rendimentos aumentavam, com contas bancárias e terras em seu próprio nome; um aumento da tomada de decisões no agregado familiar; e níveis mais elevados de atividade política e comunitária (Kabeer, 2003).

As actividades práticas de aprendizagem, tais como visitas de estudo, visitas de exposição, sessões interactivas nos centros de aprendizagem, etc., expuseram os grupos de mulheres a formas alternativas de estar. Puderam refletir sobre as suas experiências quotidianas e articular as suas necessidades e prioridades. Adquiriram competências de literacia. Conseguem agora ler e escrever, fazer cálculos simples e aplicar os conhecimentos adquiridos na sua vida quotidiana. Conseguiram ultrapassar o domínio convencional do agregado familiar. Os grupos de mulheres entre os pobres deixaram de ser meros participantes e passaram a ser pessoas de recurso e especialistas para facilitar outros grupos de aprendizagem. Demonstraram as suas competências recém-adquiridas e a sua confiança ao lidarem com pessoas com autoridade (Gopalan, 2001).

Melhoria dos meios de subsistência

A melhoria e a diversificação dos meios de subsistência têm sido reconhecidas, tanto pelos conservacionistas como pelos profissionais do desenvolvimento, como um mecanismo para promover o desenvolvimento dos meios de subsistência e incentivar as pessoas a afastarem-se da exploração nociva e da degradação dos recursos naturais. No entanto, a maioria dos esforços para apoiar a melhoria e a diversificação dos meios de subsistência tem sido, até à data, orientada para a oferta e centrada em soluções únicas e "planificadas". Essas soluções não se baseiam numa compreensão dos factores subjacentes que ajudam ou inibem a diversificação dos meios de subsistência e, muitas vezes, não conseguem avaliar os obstáculos que os pobres enfrentam quando tentam melhorar e diversificar os seus meios de subsistência (Anand, 2002).

O resultado tem sido, frequentemente, iniciativas de "meios de subsistência alternativos" que promovem soluções insustentáveis, mal adaptadas às capacidades das pessoas, com um apelo comercial limitado e que não reflectem as aspirações das pessoas para o seu futuro. Nos casos em que o trabalho de melhoria e diversificação dos meios de subsistência foi efectuado em paralelo com os esforços de conservação dos ecossistemas costeiros e marinhos, este foi muitas vezes realizado após a introdução de medidas de gestão, quando as pessoas já estão a tentar fazer face à redução das oportunidades de subsistência e a sua capacidade de adaptação já foi afetada. Em última análise, esses fracassos afectam o sucesso das próprias medidas de gestão, uma vez que as pessoas são forçadas a continuar actividades que degradam os ecossistemas costeiros e marinhos por falta de melhores alternativas e apesar dos riscos envolvidos (Samskriti, 2001).

Rendimento

A abordagem SLED (Sustainable Livelihoods Enhancement and Diversification - Melhoria e Diversificação dos Meios de Subsistência Sustentáveis) foi desenvolvida pela IMM Ltd. com base nas lições de projectos de investigação de meios de subsistência anteriores e na experiência mundial de melhoria dos meios de subsistência e prática de desenvolvimento participativo. O seu objetivo é fornecer um conjunto de orientações para os profissionais do desenvolvimento e da conservação cuja tarefa consiste em ajudar as pessoas a melhorar e diversificar os seus meios de subsistência. No âmbito da Iniciativa Recifes de Coral e Meios de Subsistência (CORALI), esta abordagem foi testada no terreno e desenvolvida, em circunstâncias e contextos institucionais muito diferentes, em seis locais no Sul da Ásia e na Indonésia (Pria, 2002).

Cada vez com maior frequência, as pessoas que vivem nas zonas costeiras da Ásia vêem-se confrontadas com um paradoxo cruel. Por um lado, os ecossistemas costeiros de que muitas delas dependem são afectados por níveis crescentes de degradação causados por uma série de actividades humanas (como práticas de pesca insustentáveis, poluição e exploração mineira) e tendências ambientais (como as alterações climáticas e as catástrofes naturais). Estes processos estão a afetar os meios de subsistência dos habitantes das zonas costeiras que dependem destes ecossistemas e, em especial no caso das populações pobres que, muitas vezes, dispõem de alternativas limitadas, conduzindo à diminuição do nível de vida ou à migração forçada. Em alguns casos, os próprios utilizadores dos recursos locais são, pelo menos parcialmente, responsáveis por parte desta degradação, mas muitas vezes as causas estão fora do seu controlo (Kabeer, 2003).

Por outro lado, os esforços para gerir, proteger e conservar estes ecossistemas de forma mais eficaz implicam muitas vezes impedir ou limitar o acesso de alguns ou todos os utilizadores de recursos locais aos recursos de que dependem para a sua subsistência. A proteção destes ecossistemas gera claramente benefícios para a sociedade como um todo e para as gerações futuras ao assegurar que eles são sustentáveis e que os serviços e benefícios que eles fornecem continuarão a estar disponíveis a longo prazo. Mas do ponto de vista dos utilizadores locais dos recursos, e particularmente dos pobres, os impactos de tais medidas de proteção a curto prazo são potencialmente ainda mais graves do que o declínio gradual do acesso aos recursos que resulta dos processos contínuos de degradação ecosistémica (Oxenham, 2001).

No entanto, os pobres das zonas costeiras da Ásia são frequentemente pobres precisamente porque não dispõem de bens, porque lhes falta confiança, porque têm capacidades e competências limitadas ou não transferíveis e porque enfrentam dificuldades em lidar com as instituições e em aceder aos serviços de que necessitam. Para estas pessoas - membros de comunidades piscatórias, trabalhadores da pesca, idosos e doentes, pessoas sem instrução, grupos tribais - para quem os recursos costeiros são frequentemente uma importante rede de segurança que proporciona um meio de vida quando outras fontes de subsistência falham, a introdução de medidas de gestão pode representar uma catástrofe. Para fazer face a esta situação, muitos serão forçados a ignorar as novas medidas e a contornar os regulamentos para sobreviverem (Samskriti, 2001).

Resumo da revisão da literatura relacionada

Como todas as mudanças, os novos esforços de conservação podem representar uma ameaça ou uma oportunidade para os utilizadores dos recursos locais. Aqueles que têm melhor acesso a uma gama diversificada de meios de subsistência, que são menos dependentes dos recursos que provavelmente serão protegidos, que têm maior confiança, melhores competências e capacidade, que podem aceder ao apoio de instituições e pagar por serviços, são mais susceptíveis de se adaptar às mudanças que resultam das medidas de conservação (como a criação de um MCPA) ou mesmo de capitalizar as oportunidades que elas representam.

METODOLOGIA

Quadro teórico

A teoria dos papéis de género defende que os rapazes e as raparigas aprendem o comportamento e as atitudes apropriadas na família e na cultura geral em que crescem, pelo que as diferenças de género não físicas são um produto da socialização. A teoria dos papéis sociais propõe que a estrutura social é a força subjacente às diferenças de género. A teoria dos papéis sociais propõe que o comportamento diferenciado entre os sexos é impulsionado pela divisão do trabalho entre os dois sexos numa sociedade. A divisão do trabalho cria papéis de género que, por sua vez, conduzem a comportamentos sociais diferenciados.

Por outro lado, a capacidade biológica das mulheres para a reprodução e a maternidade é proposta para explicar o seu envolvimento limitado noutras actividades sociais. Esta divisão de actividades com o objetivo de alcançar a eficiência da atividade levou à divisão do trabalho entre os sexos. Os teóricos dos papéis sociais sublinharam explicitamente que a divisão do trabalho não é definida estritamente como a divisão entre o trabalho remunerado e as actividades domésticas, mas sim como incluindo todas as actividades realizadas numa sociedade que são necessárias para a sua existência e sustentabilidade. Isto é demonstrado graficamente da seguinte forma:

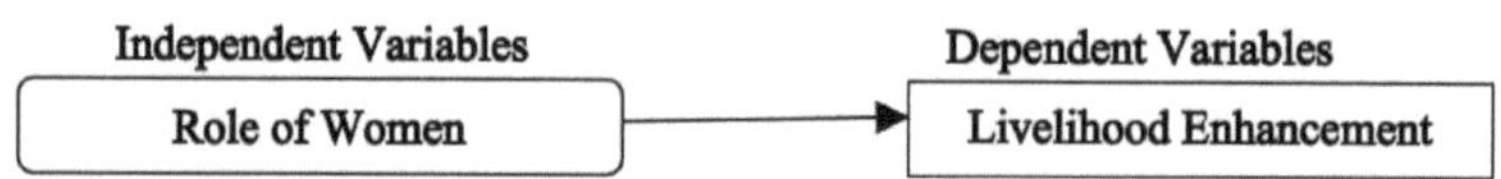

Figura A: Mostra a relação teórica entre as variáveis

Quadro concetual

As variáveis independentes, que são representadas pelo papel das mulheres, são definidas em termos de liderança; as variáveis dependentes também são representadas pela melhoria dos meios de subsistência e são definidas em termos de rendimento e produtividade. O gráfico é apresentado da seguinte forma:

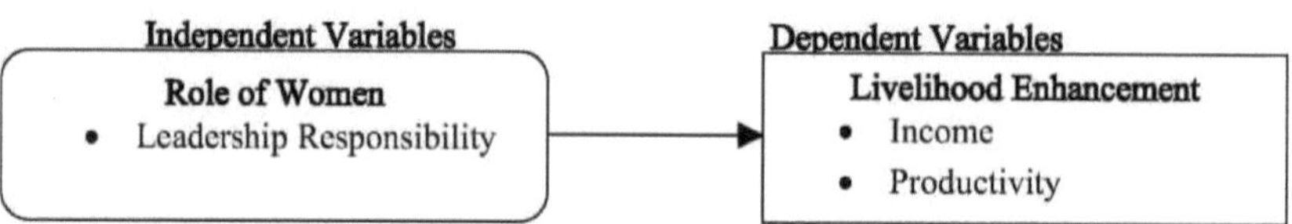

Figura A: Mostra a relação teórica entre as variáveis

Operacionalização

Papel das mulheres

Esta é a variável independente e será definida em termos de liderança.

Esta ação será operacionalizada da seguinte forma:

Liderança

Trata-se da participação das mulheres na liderança e nas suas posições nos diferentes sectores da kebele. Será medida da seguinte forma:

Estatuto de liderança
Instituição política líder
Instituição governamental de referência
Principal grupo socialmente organizado
Instituição religiosa de referência
Principais instituições não governamentais

Tabela 1: Operacionalização da Liderança

Melhoria dos meios de subsistência

Esta é representada pela variável dependente e será definida em termos de rendimento e produtividade. Esta será operacionalizada nas partes seguintes:

Rendimento

Isto é definido como o montante de Birr que os agregados familiares ganham por mês. Será medido da seguinte forma;

Escala	Nível de rendimento	Descrição
1	Inferior a 300	Rendimento muito baixo

2	300-500	Rendimento baixo
3	501-700	Rendimento moderado
4	701-900	Rendimento elevado
5	901 e superior	Rendimento muito elevado

Tabela 2: Operacionalização do rendimento

Produtividade

Esta é definida em termos da quantidade de produção que os inquiridos colhem da sua produção agrícola. Será medida da seguinte forma:

Escala	Nível de produtividade por ano	Descrição
1	Inferior a 20 quintais	Produção muito baixa
2	20-50 quintais	Baixa produção
3	51-80 quintais	Produção moderada
4	81-110 quintais	Produção elevada
5	111 e mais quintais	Produção muito elevada

Tabela 3: Operacionalização da produtividade

Local do estudo

O kebele de Alage é a área onde o estudo será efectuado. Shashogo tem vários kebele, portanto, Alage é um dos kebele que é conhecido por diferentes produções.

Conceção da investigação

Trata-se de um estudo quantitativo de inquérito que utiliza estatísticas correlacionais. Por conseguinte, a investigação utilizará procedimentos adequados dos métodos de investigação correspondentes na conceção do estudo.

Método de recolha de dados

Instrumentação

O instrumento utilizado para recolher dados primários é um questionário estruturado. O questionário será preparado de modo a conter informações para o objetivo da investigação.

Procedimento de amostragem

Esta investigação segue uma técnica de amostragem simples. Isto será feito identificando principalmente as pessoas da comunidade, aquelas que vivem em torno da área da população-alvo. O tamanho total da amostragem deste inquérito é de 57 pessoas de 114 agregados familiares na área de estudo, incluindo líderes de kebele, anciãos, mulheres e especialistas.

Método de análise de dados

Os dados serão analisados de acordo com cada objetivo da seguinte forma:

3.   Os objectivos um e dois serão analisados utilizando estatísticas descritivas, ou seja, uma percentagem.

4.   O terceiro objetivo será analisado através de estatísticas correlacionais que descrevem a relação derivada entre as variáveis independentes e dependentes.

Considerações sociais e éticas

Desde a visita à área de estudo até à conclusão do mesmo, o investigador manteve uma boa relação com os membros da comunidade no estudo, o que foi feito, em primeiro lugar, respeitando cada indivíduo que apoiou o investigador dando informações e actuando localmente. O investigador não fez nada que violasse a sua cultura e normas.

RESULTADOS E CONCLUSÕES

O papel das mulheres e a melhoria dos meios de subsistência são as variáveis independentes e dependentes em que se baseia este estudo. Estas serão analisadas com base nas respostas dos 57 inquiridos nas partes seguintes:

Papel das mulheres

Este facto é analisado em termos de liderança da seguinte forma:

Liderança

A liderança é apresentada na tabela 4. Com base nisto, 21(36,84%) dos inquiridos responderam que o estatuto de liderança é muito baixo; seguidos de 20(35,09%) dos inquiridos que responderam que o estatuto de liderança é baixo. 8(14,04%) dos inquiridos responderam que o estatuto de liderança é moderado. 5(8,77%) dos inquiridos responderam que o estatuto de liderança é muito elevado. 3(5,26%) dos inquiridos responderam que o estatuto de liderança é muito elevado.

Isto revela que o estatuto de liderança é fraco. Isto significa que as mulheres não estão a participar efetivamente na liderança para melhorar os seus meios de subsistência.

Isto mostra que as mulheres não têm uma boa participação na melhoria dos meios de subsistência em comparação com a dos homens. Isto não atrai as mulheres para participarem em diferentes actividades de desenvolvimento.

Escala	Estatuto de liderança	Resp.	%	Descrição
1	Instituição política líder	21	36.84	Estatuto muito baixo
2	Instituição governamental de referência	20	35.09	Estatuto baixo
3	Principal grupo socialmente organizado	8	14.04	Estado moderado
4	Instituição religiosa de referência	5	8.77	Estatuto elevado
5	Principais instituições não governamentais	3	5.26	Estatuto muito elevado

Total		57	100	

Quadro 4: Liderança

L E

A melhoria dos meios de subsistência é representada pela variável dependente do estudo e é analisada em termos de rendimento e produtividade. Esta análise será efectuada da seguinte forma: I

O rendimento dos meios de subsistência é apresentado no quadro 5. Com base nos resultados apresentados, 19(33,33%) dos inquiridos responderam que auferem um rendimento mensal muito baixo; seguidos de 17(29,82%) dos inquiridos que responderam que auferem um rendimento baixo. 14 (24,57%) dos inquiridos têm um rendimento moderado. 4(7,02%) dos inquiridos responderam que auferem um rendimento elevado. Apenas 3 (5,26%) dos inquiridos responderam que auferem um rendimento muito elevado.

Isto significa que a maior percentagem de agregados familiares se caracteriza por auferir um rendimento muito baixo por mês.

Isto mostrou que a maioria dos agregados familiares não está em condições de viver melhor. O que leva a que os meios de subsistência enfrentem desafios no fornecimento de materiais básicos de vida para as suas famílias.

Escala	Nível de rendimento	Resp.	%	Descrição
1	Inferior a 300	19	33.33	Rendimento muito baixo
2	300-500	17	29.82	Rendimento baixo
3	501-700	14	24.57	Rendimento moderado
4	701-900	4	7.02	Rendimento elevado
5	901 e superior	3	5.26	Rendimento muito elevado

Total	57	100	

Quadro 5: Rendimento

Produtividade

A produtividade é apresentada no quadro 6. Com base no resultado apresentado, 18 (31,58%) dos inquiridos estão envolvidos na produção de uma produção baixa; seguidos de 17 (29,82%) dos inquiridos que estão a participar na produção de uma produção muito baixa. 15(26,32%) dos inquiridos responderam que estão a produzir uma produção moderada. 5 (8,77%) dos inquiridos responderam que os agregados familiares têm uma produção elevada. Apenas 2 (3,51%) dos inquiridos responderam que existe uma produção muito elevada entre os meios de subsistência.

Isto revela que a situação da produção entre os meios de subsistência não é a melhor na área de estudo. Isto significa que o nível de produção é muito baixo entre os meios de subsistência da área de estudo.

Isso mostra que o aumento dos meios de subsistência em termos de produção é muito baixo. Isto também mostra que, uma vez que todos os membros da comunidade não estão a participar na promoção e educação da comunidade, incluindo as mulheres, o processo de melhoria não atinge o seu objetivo.

Escala	Nível de produtividade por ano	Resp.	%	Descrição
1	Inferior a 20 quintais	17	29.82	Produção muito baixa
2	20-50 quintais	18	31.58	Baixa produção
3	51-80 quintais	15	26.32	Produção moderada
4	81-110 quintais	5	8.77	Produção elevada
5	111 e mais quintais	2	3.51	Produção muito elevada
Total		57	100	

Quadro 6: Produtividade

Relação entre variáveis independentes e dependentes

A relação entre o papel das mulheres e a melhoria dos meios de subsistência é a parte principal e básica do estudo. O quadro seguinte apresenta a correlação de Pearson das variáveis:

Variável independente	Variáveis dependentes	
	Rendimento	Produtividade
Responsabilidade de liderança	.913**	.874**

**. A correlação é significativa ao nível de 0,01 (bicaudal)

A estatística que foi utilizada para correlacionar os dados é a Pearson. O número positivo no quadro acima (.913** e .874**) mostra que existe uma relação direta entre as variáveis independentes e dependentes (papel das mulheres e melhoria dos meios de subsistência).

O número positivo entre a responsabilidade da liderança e a variável dependente em termos de rendimento e produtividade mostrou que quanto maior for a responsabilidade das mulheres no caso do melhoramento do agregado familiar, mais este apresenta melhorias em termos de rendimento e produtividade.

Isto significa que, quando as famílias são orientadas no sentido correto do desenvolvimento, a sua participação no esforço de mudança aumentará e, consequentemente, o seu rendimento e produtividade também aumentarão.

Avaliação da hipótese

Com base na análise da relação feita no objetivo três, indica-se que as variáveis independentes e dependentes têm uma relação direta. Por conseguinte, rejeita-se a hipótese de que não existe qualquer relação entre o papel das mulheres e a melhoria dos meios de subsistência. Porque existe uma relação direta entre o papel das mulheres e a melhoria dos meios de subsistência

RESUMO, CONCLUSÃO E RECOMENDAÇÃO

Resumo do estudo

Em resumo, a liderança é apresentada na tabela 4. Com base neste quadro, 21 (36,84%) dos inquiridos responderam que o estatuto de liderança é muito baixo. Apenas 3 (5,26%) dos inquiridos responderam que o estatuto de liderança é muito elevado. Isto significa que as mulheres não estão a participar efetivamente na liderança para melhorar os seus meios de subsistência.

O rendimento dos meios de subsistência é apresentado no quadro 5. Com base nos resultados apresentados, 19 (33,33%) dos inquiridos responderam que auferem um rendimento mensal muito baixo. Apenas 3 (5,26%) dos inquiridos responderam que auferem um rendimento muito elevado. Isto significa que a maior percentagem de agregados familiares se caracteriza por auferir um rendimento muito baixo por mês.

A produtividade é apresentada no quadro 6. Com base no resultado apresentado, 18 (31,58%) dos inquiridos estão envolvidos numa produção baixa. Apenas 2 (3,51%) dos inquiridos responderam que os meios de subsistência têm uma produção muito elevada. Isto significa que o nível de produção é muito baixo entre os meios de subsistência da área de estudo.

Conclusão do estudo

Em conclusão, o resultado da liderança mostrou que as mulheres não têm uma boa participação na melhoria dos meios de subsistência em comparação com a dos homens. Isto não atrai as mulheres para participarem em diferentes actividades de desenvolvimento. Isto revela que o estatuto de liderança é fraco

O resultado do rendimento mostrou que a maioria dos agregados familiares não está em condições de viver melhor. Isto leva a que os meios de subsistência enfrentem desafios no fornecimento de materiais básicos de vida para as suas famílias.

O resultado da produtividade mostra que a melhoria dos meios de subsistência em termos de produção é muito baixa. Isto também mostrou que, uma vez que todos os membros da comunidade não estão a participar na promoção e educação da comunidade, incluindo as mulheres, o processo de melhoria não atinge o seu objetivo. Isto revela que a situação da produção entre os meios de subsistência não é a melhor na área de estudo.

Recomendação do estudo

Com base nos resultados analisados, o investigador apresenta as seguintes recomendações.

Os resultados mostraram que as mulheres não estão a participar na liderança em diferentes sectores. Por conseguinte, as mulheres devem lutar pelos seus direitos e agir em pé de igualdade com os homens para serem selecionadas pela comunidade.

Devem ser dadas oportunidades de liderança às mulheres pelas organizações governamentais e não governamentais disponíveis na área de estudo, para que as mulheres desenvolvam experiência em liderança.

Os resultados mostraram que a maioria dos agregados familiares não está a obter melhores rendimentos; por conseguinte, o agregado familiar deve aumentar a sua participação no aumento dos seus rendimentos.

As instituições de microempresas deveriam conceder crédito a juros mais baixos às famílias com dificuldades económicas.

Os resultados mostraram que a produtividade das famílias é muito baixa. Por conseguinte, as famílias devem cooperar entre si e trabalhar em conjunto para aumentar a sua produção através de cooperativas.

Os líderes femininos e masculinos devem trabalhar para melhorar o estado de produção da área de estudo sem mostrar diferenças em termos de posições.

LITERATURA CITADA

Anand Jaya (2002). Self-Help Groups in Empowering Women: Case study of selected SHGs and NHGs, Discussion Paper No. 38.

Dash Anup (2003). 'Strategies for Poverty Alleviation in India: CYSD's Holistic Approach to Empowerment through SelfHelp Group Model. Boletim do IDS, Volume 31, Número 4, outubro: 133-142

Gopalan, Prema. (2001). The Many Faces of Micro Credit (As Muitas Faces do Microcrédito). Revista Humanscape agosto

KabeerNaila. (2003). Assessing Wider Social Impacts of Microfinance Services: Concepts, methods and Findings. Boletim do IDS, Volume 31, Número 4, outubro: 106- 114

Mayoux Linda. (2003). Sustainable Learning for Women's Empowerment: Ways Forward in Micro-Finance. New Delhi:

Narayan Deepa (2000). Voices of the Poor: Crying out for Change (Vozes dos Pobres: Clamando por Mudança). Oxford: Oxford

Imprensa universitária

Oxenham John (2001). Strengthening Livelihoods with Literacy, A Draft Report (Reforçar os meios de subsistência com a literacia, um projeto de relatório).

Pria Moore. (2002). Efeito das Intervenções de Capacitação para Reforçar o WELLD

Programa sobre   ONG parceiras   e mulheres estudantes, um relatório participativo do projeto-piloto

projeto: WELLD. Nova Deli: PRIA

Samskriti Murthy (2001). 'Building Women's Capacities'. Nova Deli: Sage Publications

Thiruvana Nthapuran (2009) Kerala Research Programme on Local Level Development Centre for Development Studies

APÊNDICE I

QUESTIONÁRIOS

1. Assinale, por favor, o seu estatuto de chefia de entre as seguintes alternativas

Instituição política líder

Instituição governamental de referência

Principal grupo socialmente organizado

Instituição religiosa de referência

Principais instituições não governamentais

2. Indique o seu rendimento mensal a partir das seguintes alternativas

Inferior a 300

300-500

501-700

701-900

901 e superior

3. Indique o seu nível de produtividade a partir das seguintes alternativas

Inferior a 20 quintais

20-50 quintais

51-80 quintais

81-110 quintais

111 e mais quintais

APÊNDICE II

Correlations

		LEADERSHIP	INCOME	PRODUC TIVITY
LEADERSHIP	Pearson Correlation	1	.913**	.874**
	Sig. (2-tailed)		.000	.000
	N	57	57	57
INCOME	Pearson Correlation	.913**	1	.981**
	Sig. (2-tailed)	.000		.000
	N	57	57	57
PRODUCTIVITY	Pearson Correlation	.874**	.981**	1
	Sig. (2-tailed)	.000	.000	
	N	57	57	57

**. Correlation is significant at the 0.01 level (2-tailed).

Statistics

		LEADERSHIP	INCOME	PRODUC TIVITY
N	Valid	57	57	57
	Missing	0	0	0
Mean		11.7193	11.6316	11.6140
Std. Error of Mean		1.02315	.88839	.87815
Median		8.0000	14.0000	15.0000
Mode		20.00[a]	17.00[a]	17.00[a]
Std. Deviation		7.72462	6.70722	6.62990
Variance		59.670	44.987	43.956
Percentiles	100	21.0000	19.0000	18.0000

a. Multiple modes exist. The smallest value is shown

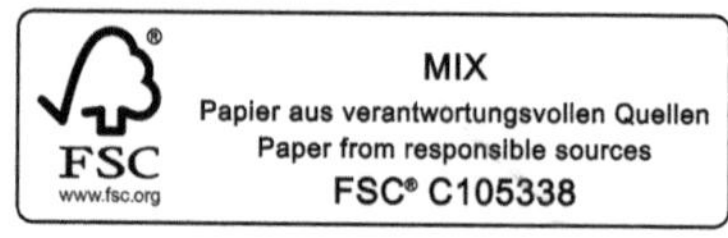

Printed by Books on Demand GmbH, Norderstedt / Germany